Lorena Fontao Fernández
Marina Hernández Torralba
José Luis Fernández Luna

Resolución de problemas clínicos en Traumatología: miembro inferior

Lorena Fontao Fernández
Marina Hernández Torralba
José Luis Fernández Luna

Resolución de problemas clínicos en Traumatología: miembro inferior

¿Qué hacer?

PUBLICIA

Imprint
Any brand names and product names mentioned in this book are subject to trademark, brand or patent protection and are trademarks or registered trademarks of their respective holders. The use of brand names, product names, common names, trade names, product descriptions etc. even without a particular marking in this work is in no way to be construed to mean that such names may be regarded as unrestricted in respect of trademark and brand protection legislation and could thus be used by anyone.

Cover image: www.ingimage.com

Publisher:
PUBLICIA
is a trademark of
International Book Market Service Ltd., member of OmniScriptum Publishing Group
17 Meldrum Street, Beau Bassin 71504, Mauritius

Printed at: see last page
ISBN: 978-620-2-43084-5

RESOLUCIÓN DE PROBLEMAS CLÍNICOS EN CIRUGÍA ORTOPÉDICA Y TRAUMATOLOGIA: MIEMBRO INFERIOR

Autores:

Lorena Fontao Fernández [1]

Marina Hernández Torralba [1]

José Luis Fernández Luna [2]

[1] Facultativo Especialista de Área del Servicio de Cirugía Ortopédica y Traumatología del Complejo Hospitalario Universitario de Cartagena (Murcia, España).

[2] Enfermero del Servicio Murciano de Salud (Murcia, España).

A mis abuelos, que me han enseñado a luchar para conseguir mis metas y a ser humilde.

A mis padres, a los que debo lo que soy y que siempre me muestran su apoyo, y a mi hermano que es todo corazón.

A ti José Luis, por compartir tu vida conmigo y hacerme feliz cada día. Y a nuestras hijas, Alba y Luna, porque vuestra sonrisa es el motor de nuestras vidas.

PRÓLOGO

Durante nuestra labor asistencial en los servicios de Cirugía Ortopédica y Traumatología, en ocasiones nos enfrentamos a patologías complejas o inusuales que precisan de un abordaje diagnóstico-terapéutico más específico. En esta obra se exponen algunas de ellas, afectando al miembro inferior.

ÍNDICE

Página

1. Artroscopia de tobillo diagnóstico-terapéutica para inestabilidad crónica de la sindesmosis tibioperonea antero-inferior, asociada a reconstrucción anatómica abierta con sistema de tensado.

Dra. L. FONTAO FERNÁNDEZ, D. JL. FERNÁNDEZ LUNA, Dra. M. HERNÁNDEZ TORRALBA, Dr. JA AGUILERA PÉREZ.

Introducción y objetivos

Los ligamentos de la sindesmosis tibioperonea inferior se lesionan en el 1 al 10% de traumatismos en rotación externa o tras abducción, dorsiflexión e inversión forzada del tobillo, pudiendo causar inestabilidad crónica mecánica.
Las lesiones de la sindesmosis tibioperonea, generalmente rotura parcial, no suelen ser consideradas en la práctica salvo como parte de las fracturas suprasindesmales del peroné y —junto con las lesiones de los tendones peroneos y su retináculo— se las tiene poco en cuenta tras una entorsis del tobillo

Para confirmar esta sospecha clínica puede ser muy útil la artroscopia, siendo recomendable tras la misma realizar una reconstrucción anatómica abierta del ligamento tibioperoneo antero-inferior mediante la técnica de Beumer, como en el caso que se expone a continuación.

Material y métodos

Varón de 50 años con antecedente de herida por máquina de jardinería y fractura abierta grado II de Gustilo no desplazada de tibia distal y maleolo peroneo derechos, tratada en quirófano urgente mediante limpieza, sutura, inmovilización con yeso y antibioterapia.

A los 10 días precisó reingreso por infección de herida, tratada mediante desbridamiento y antibioterapia. En analítica sanguínea y ganmagrafía con leucocitos marcados tras 1 mes de la lesión no se evidenció proceso infeccioso óseo activo.

Tras 3 meses del traumatismo persiste dolor mecánico en cara anterior de tobillo y sensación de inestabilidad, apreciando en exploración física dolor con rotación externa del tobillo, a la palpación y test de Cotton positivo. Presenta dolor a la palpación-presión individualizada ligamento por ligamento y la rotación externa forzada del tobillo y el test de compresión de la sindesmosis ("Squeeze test") realizando compresión entre tibia y peroné en el tercio medio de la pierna también desencadena síntomas (imagen 1).

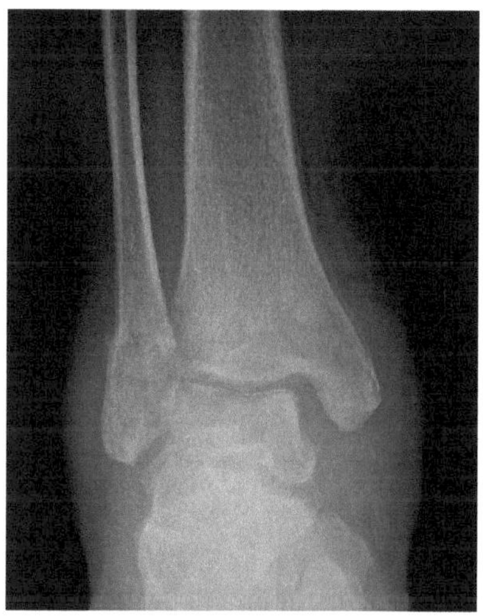
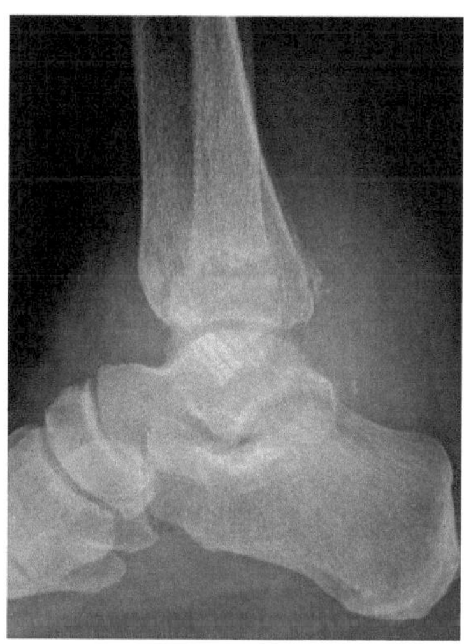

Imagen 1. Radiografías preoperatorias del tobillo donde se objetiva diástasis de articulación tibio-peroneo-astragalina

Se realiza artroscopia de tobillo, objetivando mediante gancho palpador con extremo transversal de 3 mm una diástasis patológica entre maleolo tibial-astrágalo y dentro de la sindesmosis tibioperonea girándolo alrededor de su eje longitudinal, confirmando así el diagnóstico de inestabilidad (imágenes 2 y 3).

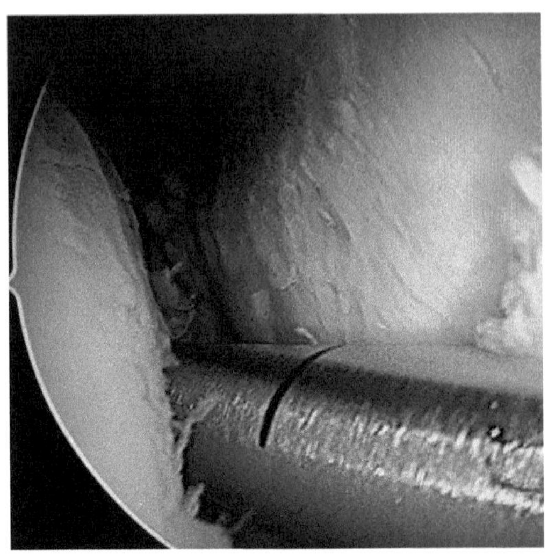

Imagen 2. Visión artroscópica de portal antero-lateral de tobillo donde se aprecia diástasis en espacio tibio-astragalino.

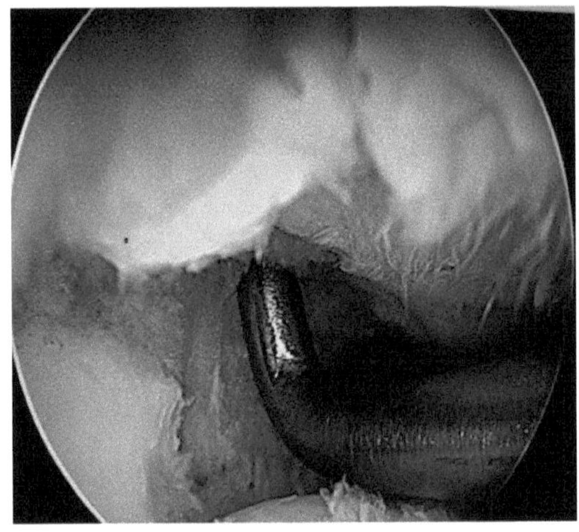

Imagen 3. Visión artroscópica desde portal antero-lateral de diástasis en sisndesmosis tibio-peronea.

A continuación se trata con sinovectomía y desbridamiento artroscópico de esfalcelos de tejido ligamentoso intraarticular y mediante abordaje anteroexterno de tobillo se reconstruye anatómicamente el ligamento tibioperoneo anteroinferior con un sistema de tensado siguiendo la técnica de Beumer, realizando osteotomía a nivel de su inserción tibial de 1 x 1 cm para medializar y cranealizar dicha inserción fijándola con un tornillo, previa colocación de dos tornillos transindesmales (imágenes 4 a 6).

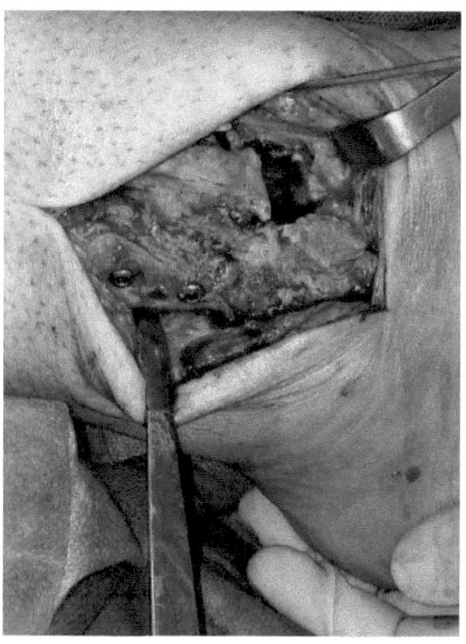

Imagen 4. Abordaje antero-lateral de tobillo y osteotomía tibial.

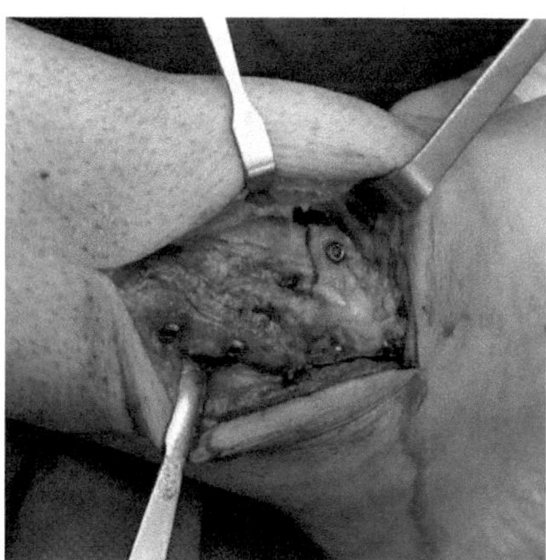

Imagen 5. Retensado de sindesmosis y estabilización con tornillo, además de 2 tornillos transindesmales.

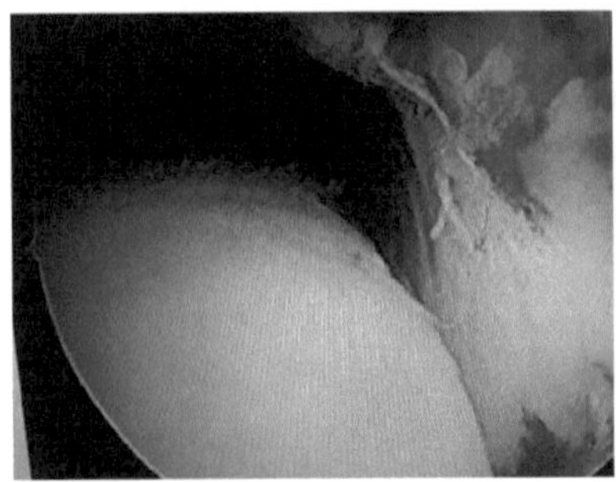
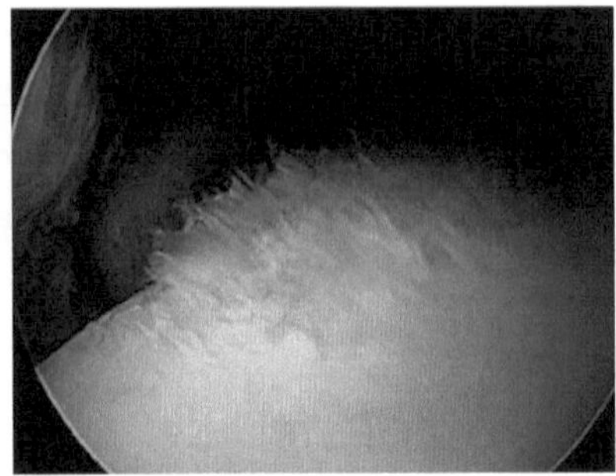

Imagen 6. Comprobación artroscópica de reducción de arciulación tibiastragalina (izquierda) y tibio-peroneo-astragalina (derecha)

Tras 6 semanas de descarga con yeso, se retiraron tornillos transindesmales autorizando carga progresiva según tolerancia (imagen 7).

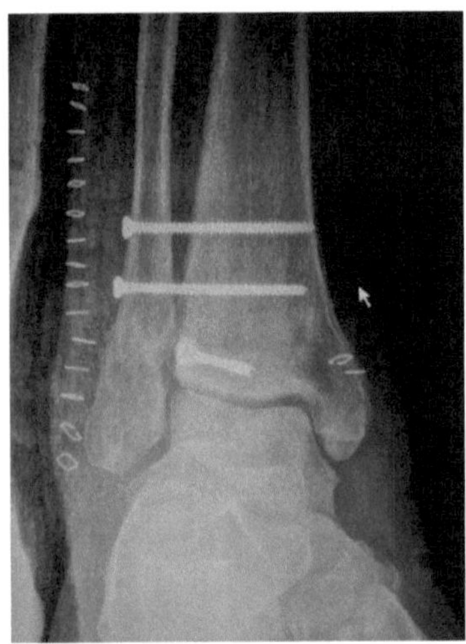
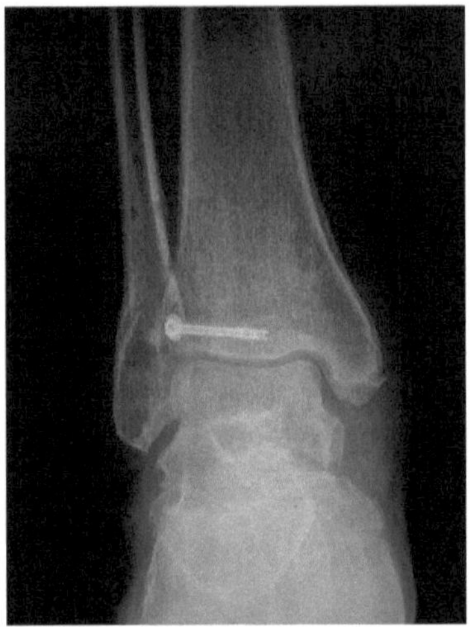

Imagen 7 . Control radiológico postoperatorio inmediato (izquierda) y tras 2 años de seguimiento (derecha).

Comentarios y conclusiones

Las lesiones de la sindesmosis tibioperonea son mucho menos frecuentes que las del ligamento lateral externo y representan del 1 al 18% de las lesiones ligamentosas del tobillo. Se pueden dar en grado variable y en muchas publicaciones no se distingue entre lesiones aisladas o asociadas a fracturas.

Cuando una persona tiene una entorsis de tobillo, lo más común es que se autodiagnostique de esguince y el paciente no suele ser visto de entrada por un especialista en pie y tobillo.

Es igualmente frecuente que cualquier médico en asistencia primaria o en asistencia de urgencias se sienta capacitado para tratar un esguince —a veces siguiendo protocolos destinados a descargar la presión asistencial de los especialistas— y, solo cuando los síntomas no remiten, los pacientes acuden o son enviados (tarde) al especialista de la unidad de pie y tobillo.

Si la lesión ha sido deportiva, es muy común que se considere algo banal y se adopten medidas "caseras" o que se busque un tratamiento fisioterápico sin tener un diagnóstico cierto y completo.

En un primer momento el paciente puede tener varios focos de dolor (tantos como estructuras lesionadas), pero si hay lesión de la sindesmosis debe referirse dolor donde están los ligamentos de la sindesmosis (la zona anterior del peroné y/o de la tibia) más o menos extendido en sentido proximal.

Aunque otras pruebas diagnósticas como la ecografía, la RM con isótopos o la artroscopia se han propuesto y utilizado en el diagnóstico de las lesiones de la sindesmosis, la RM es la prueba más utilizada de forma generalizada y su especificidad se estima en cerca del 100%. Calder et al y van Dijk et al la consideran parte del protocolo diagnóstico y algoritmo terapéutico.

El principal problema para elegir el tratamiento más adecuado y los tiempos de curación es el desconocimiento absoluto de la historia natural de la reparación de las lesiones de la sindesmosis, generalmente asociadas a otras lesiones y frecuentemente diagnosticadas de forma tardía. Por esta razón, lo que solemos ver son malos resultados o secuelas dolorosas de lesiones que no han sido tratadas.

Consideramos que la combinación de la artroscopia para la confirmación diagnóstica de la lesión y la reconstrucción anatómica abierta del ligamento tibioperoneo anteroinferior siguiendo la técnica de Beumer pueden resultar muy útiles para resolver esta inestabilidad crónica de tobillo.

Bibliografía

1.- Golanó P, Pérez-Carro L, Saenz I, Vega J. Anatomía de los ligamentos del tobillo. Rev Ortop Traumatol. 2004;48 Supl 3:35-44.

2.- Beumer A, Swierstra BA, Mulder PG. Clinical diagnosis of syndesmotic ankle instability: evaluation of stress tests behind the curtains.Acta Orthop Scand 2002; 73:667-9.

3.- Beumer A, Valstar ER, Garling EH, Niesing R, Heijboer RP, Ranstam J et al. Kinematics before and after reconstruction of the anterior syndesmosis of the ankle: A prospective radiostereometric and clinical study in 5 patients. Acta Orthop Scand 2005; 76:713-20.

4.- RJ Walls, KA Ross, EJ Fraser, CW Hodgkins, NA Smyth, CJ Egan, J Calder and JG Kennedy. Football injuries of the ankle: a review of injury mechanisms, diagnosis and management. World J Orthop. 2016 Jan 18; 7(1):8-19.

5.- B Lubberts, PA Van Dijk, N Donovan, CN Van Dijk, JD Calder. Stable and unstable grade II syndesmotic injuries require different treatment strategies and vary in functional outcomes: a systematic review. JISAKOS 2016; 0:1-6. Doi: 10.1136/jisakos-2015-000026

2. Sinovitis villonodular focal de tobillo y destrucción de cartílago articular: a propósito de un caso.

Dra. L. FONTAO FERNÁNDEZ, Dra. MJ FERREIRÓS CONDE, Dra M. HERNÁNDEZ TORRALBA, D. JL. FERNÁNDEZ LUNA.

Introducción y objetivos

El tumor de células gigantes focal o sinovitis villonodular pigmentada focal es un tumor benigno, originado frecuentemente a partir de tejido sinovial, vainas tendinosas o bursas.

La localización de esta tumoración más frecuente es la mano en el dedo pulgar, índice o medio; le siguen los ubicados en los dedos del pie. Las muñecas, rodillas, caderas, tobillos, hombros y columna cervical son sitios de afectación menos comunes.

Generalmente no asienta en las articulaciones de carga, y muy raramente es una tumoración intraarticular, habiendo muy pocos casos documentados al respecto. En ellos la RNM es la prueba complementaria de elección para su diagnóstico, ya que permite determinar su tamaño, una mejor caracterización de las estructuras vecinas y su relación con la lesión. La RNM identifica hemosiderina, derrame articular e hiperplasia sinovial, sin destrucción significativa de la articulación.

El tumor tiene un crecimiento autónomo, las recurrencias son frecuentes cuando no se extirpa completamente y aunque en raros casos se han presentado metástasis.

La exéresis completa es esencial debido al riesgo de recidivas que presenta esta lesión.
Presentamos un caso de tumor de células gigantes intraarticulares de tobillo significativo al respecto.

Material y métodos

Mujer de 51 años, que presenta dolor de características mecánicas progresivo, de comienzo reciente a nivel de tobillo izquierdo. En exploración física se aprecia dolor a la palpación de sindesmosis anterior y cara anterior del tobillo. La RNM informa de "cambios degenerativos en articulación tibioastragalina con lesiones osteocondrales de pequeño tamaño a nivel anterior, disminución del espacio articular con osteofitos marginales, edema óseo difuso tanto a nivel del astrágalo como la tibia. Se aprecia engrosamiento sinovial difuso alrededor de articulación tibioastragalina que se extiende tanto a nivel anterior como posterior con lesiones hipointensas en su interior en secuencias potenciadas en T1 y T2 sin que se lleguen a demostrar en la RX simple.; hallazgos sugestivos de osteocondromatosis sinovial; ligamentos y tendones sin alteraciones evidentes (ver imagen 8).

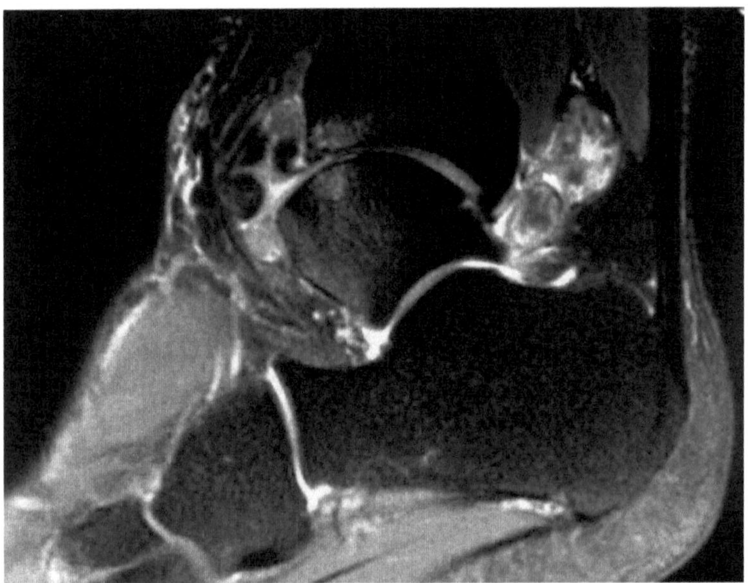

Imagen 8: RNM de tobillo preoperatoria donde se objetiva la tumoración.

Se realiza cirugía artroscópica de tobillo izquierdo, evidenciándose extensa sinovitis y lesión condral difusa en la mitad anterior de tibia y astrágalo con exposición de hueso subcondral, con un defecto cartilaginoso de 7x14 mm de diámetro anteroposterior y tumoración blanda intraarticular en región antero externa (imagen 9).

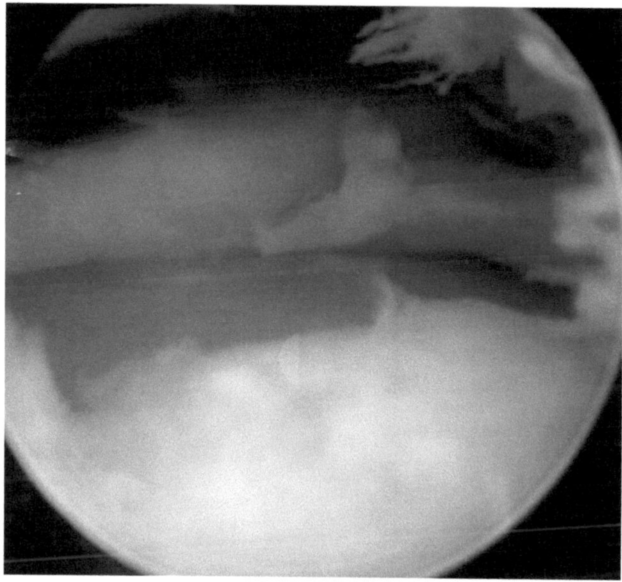

Imagen 9: visualización artroscópica de tobillo de lesión condral.

Se realiza exéresis de la misma por doble abordaje (externo y anteromedial) al tobillo izquierdo, remitiendo tumoración para estudio anatomo-patológico. Se realiza también mosaicoplastia sobre defecto condral en zona de carga, sinovectomía y perforaciones en región anterior no articular de astrágalo (imagen 10).

Resultados

Tras un seguimiento periódico de 8 años, presenta clínicamente escaso dolor y en RNM y Rx de control no presenta recidiva lesional, aunque sí se objetiva moderado pinzamiento tibio-astragalino anterior.

Conclusiones

La sinovitis villonodular localizada, también llamada tumor de células gigantes o histiocitoma fibroso de la membrana sinovial o xantoma, es un proceso localizado, monoarticular y proliferativo de las vainas sinoviales.

Su etiología es incierta, aunque se considera un trastorno de origen neoplásico. El tratamiento consiste en resección completa de la lesión, debido al riesgo de recidivas que presenta la misma.

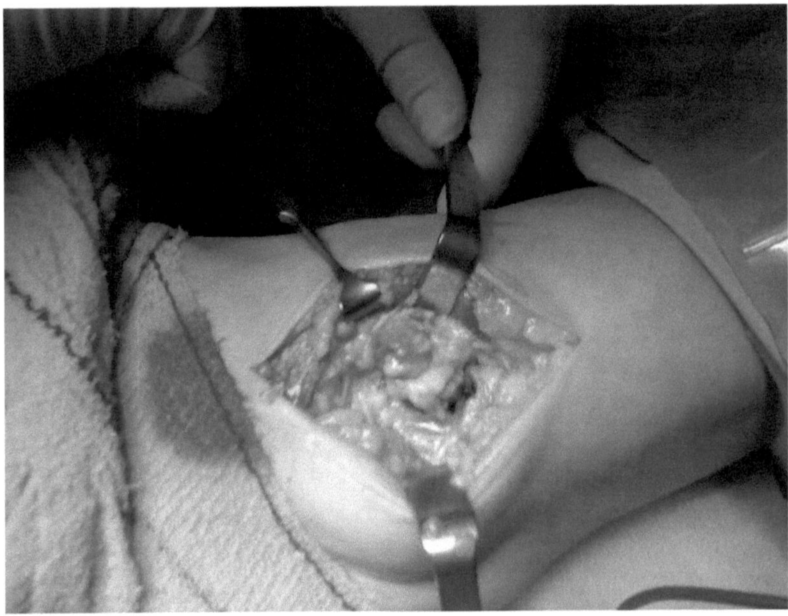

Imagen 11: exéresis abierta de la lesión tumoral.

El estudio histopatológico es indispensable para el diagnóstico certero y para descartar malignidad.

Consideramos que la artroscopia es una técnica que puede servir de gran utilidad como apoyo intraoperatorio a la cirugía abierta para la exploración y exéresis de este tipo de tumoraciones a nivel articular.

Bibliografía

1.- Kamatha S, Janea M and Reida R. Tumor de células gigantes en torno al pie y tobillo. Foot and Ankle Surgery 2006 Vol 12 (2): 99-102.

2.- Konrath GA, Shifrin LZ, Nahigian K: Magnetic resonance imaging in the diagnosis of localized villonodular synovitis of the ankle: a case report. Foot Ankle. 15:84–87, 1994.

3.- Arnold PM, Dunlay RP, Haynes NG, Tawfik O, Hodges J. Pigmented villonodular synovitis of the thoracic spine: case report and review of the literature. COLUNA/COLUMNA. 2009; 8: 99-102.

4.- Chin KR, Barr SJ, Winalski C, Zurakowski D, Brick GW. Treatment of Advanced primary and recurrent diffuse pigmented villonodular synovitis of the knee. J Bone Joint Surg Am. 2002; 84: 2192-202.

5.- Imakiire N, Fujino T, Morii T, Honya K, Mochizuki K, Satomi K, Fujioka Y. Malignant pigmented villonodular synovitis in the knee-report of a case with rapid clinical progression. Open Orthop J. 2011; 5: 13-6.

6.- Wang S, Stewart J, Ross MI, Prieto VG. Extensive pigmented villonodular synovitis with markedly pigmented lymphadenopathy and its implication for differential diagnosis with malignant melanoma. Ann Diagn Pathol. 2003; 7: 95-9.

3. Rescate tras primer recambio de prótesis total de rodilla con metalosis masiva, ¿se debe sospechar posible infección silente?: a propósito de un caso.

Dra. L. FONTAO FERNÁNDEZ, D. JL FERNÁNDEZ LUNA, Dra. M. HERNÁNDEZ TORRALBA, Dr. M. LÓPEZ ANTÓN.

Introducción y objetivos

La metalosis es una complicación grave de la cirugía de prótesis total de rodilla, causada por la infiltración de partículas metálicas en las estructuras periprotésicas (principalmente tejidos óseo y sinovial) que provoca un aflojamiento de las mismas y en muchos casos lleva a la necesidad de recambio de los componentes.

La incidencia de infección en la prótesis primaria se sitúa en torno al 0,8%. Es mayor en artroplastias de revisión, diabéticos, hemofílicos, obesos o con otras causas de inmunodepresión. Respecto a su prevención, se ha observado que el empleo de cemento impregnado con antibiótico puede reducir la tasa de infecciones en los grupos de riesgo.

Todo paciente que consulta por un fracaso o dolor protésico debe ser valorado en busca de posible infección subyacente. Para realizar diagnóstico de la misma, se utilizan con frecuencia muestras seriadas de los valores de VSG y proteína C reactiva, ya que son altamente específicos, de manera que si ambos resultados son normales, es poco probable que haya una infección.

El estudio del líquido articular es la prueba preoperatoria más importante, considerando la prueba positiva si el número de leucocitos es > 3000 / mm3 (a diferencia de la artritis séptica), con un porcentaje de neutrófilos > 65%. Si resultase negativa y la sospecha clínica es suficiente, se recomienda repetirla.

Para aumentar el rendimiento de la artrocentesis, se recomienda la suspensión de la antibioterapia 2 semanas antes de la artrocentesis o la cirugía

Durante la intervención, se recomienda el muestreo sistemático de 5 zonas de tejido de la interfaz hueso-implante para bacteriología y anatomía patológica

Se describe a continuación un caso significativo al respecto.

Material y métodos

Paciente de 77 años con antecedentes de HTA, asma bronquial, intervenida de osteotomía valguizante de tibia proximal izquierda, artroplastia total de rodilla izquierda en 1997 y rescate de dicha prótesis de rodilla por infección perioperatoria que se trató mediante recambio de polietileno y antibioterapia prolongada. Este tratamiento consistente en desbridamiento y retención protésica se indicó al tratarse de una infección durante el periodo postoperatorio precoz (Tipo II de Sugawa) sobre una prótesis firmemente implantada. Exige una duración breve de síntomas, gérmenes sensibles (se ha observado una peor respuesta con *Staphylococcus*), y ausencia de fístulas.

La paciente acude 8 años después de esta intervención por infección protésica a consultas externas de COT por gonalgia izquierda de 10 meses de evolución de características mecánicas, no acompañada de síndrome febril ni otra sintomatología.

A la exploración de rodilla se aprecia flexión de 110°, extensión completa e importante inestabilidad interna al valgo forzado.

No se objetivan signos de infección.

En las pruebas complementarias preoperatorias presenta VSG y PCR normales y ausencia de leucocitosis. La ganmagrafía ósea descarta signos de infección a nivel protésico, y en el estudio radiográfico se aprecia aflojamiento de prótesis total de rodilla izquierda.

Se realiza tratamiento quirúrgico y durante la intervención se objetiva gran metalosis con pérdida de tejido óseo y masa infiltrada de sinovial (imagen 12).

También se aprecia aflojamiento de ambos componentes metálicos y usura del polietileno y del componente tibial (imagen 13).

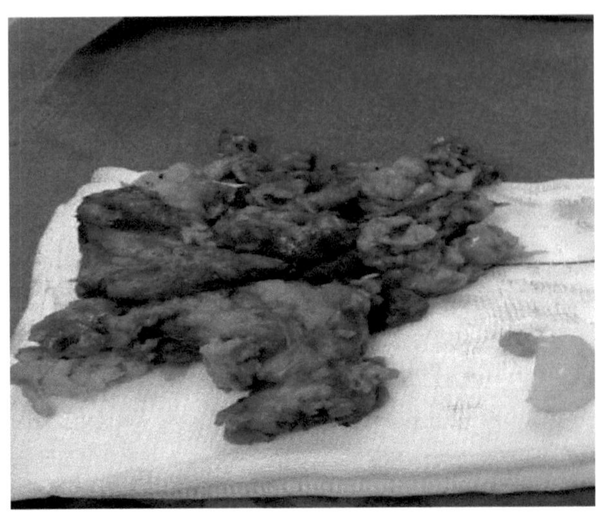

Imagen 12: tejido sinovial de rodilla con metalosis.

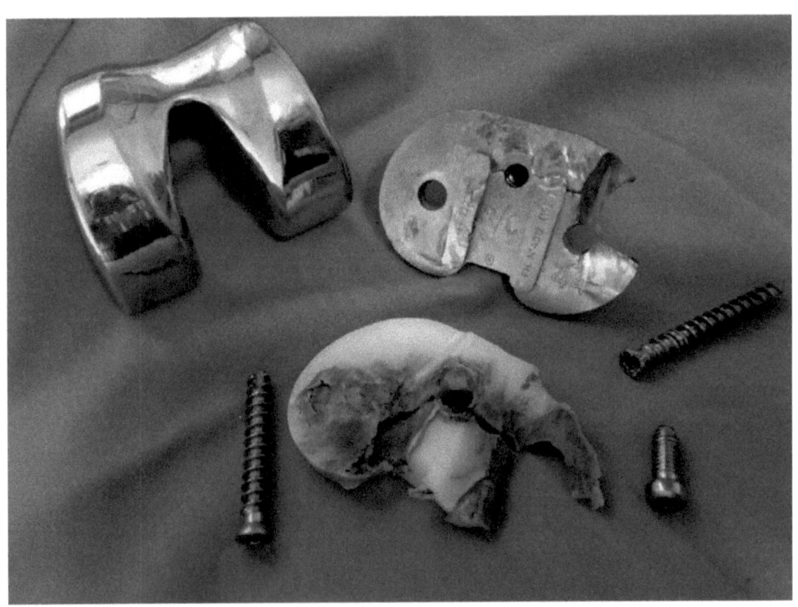

Imagen 13: componentes protésicos extraídos.

Se procede a recambio de prótesis total de rodilla semiconstreñida, con vástagos femoral y tibial, utilizando aporte de injerto con matriz ósea desmineralizada y chips de esponjosa (imagen 14).

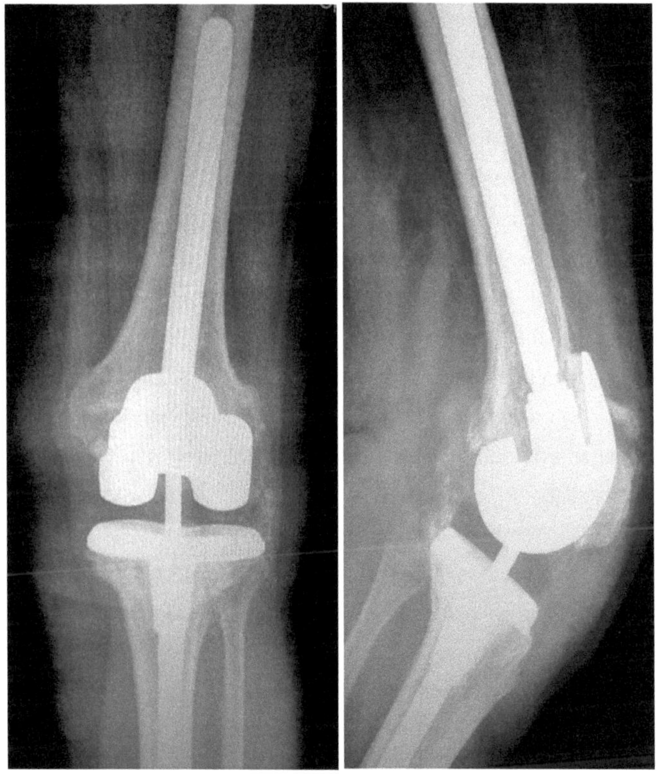

Imagen 14: radiografías antero-posterior y lateral tras 12 años de seguimiento.

Resultados

En el momento actual tras 12 años de seguimiento la paciente presenta buena evolución radiológica y clínica, consiguiendo flexión de 110º con extensión completa y manteniendo ausencia de dolor sin necesidad de utilización de bastón contralateral con deambulación.

Conclusiones

La metalosis es una complicación importante en la cirugía de prótesis de total de rodilla, por contacto defectuoso de dos componentes metálicos, provocando en ocasiones rigidez del implante o un aflojamiento de la misma que lleva a la necesidad de recambio de los componentes.

El desgaste del polietileno a su vez suele asociarse a inestabilidad de la rodilla y a aflojamiento del implante, con desprendimiento de partículas por delaminación que dan lugar a granulomas que producen reacciones inflamatorias (y secundariamente aflojamiento de los implantes)

Las causas más frecuentes de revisión de prótesis de rodilla son el desgaste del polietileno, el aflojamiento protésico, la inestabilidad, la infección, la artrofibrosis, la malposición de los componentes, problemas del aparato extensor y las fracturas periprotésicas.

Antes de revisar la prótesis, se debe averiguar la causa de los síntomas; ya que sin haber aclarado la causa del dolor, la revisión protésica tiene pocas opciones de éxito.

Es fundamental también conocer el tipo de prótesis y el tamaño de los componentes implantados, para tener una buena planificación preoperatoria.

Además de estimar la osteolisis, es fundamental valorar la competencia del aparato extensor

Creemos que es conveniente ante la sospecha de este tipo de aflojamientos realizar un estudio preoperatorio completo con pruebas analíticas, radiográficas y ganmagráficas para descartar infecciones subclínicas de larga evolución que podrían entorpecer los resultados de la intervención.

Bibliografía

1.- Hernández-Vaquero D, Rodríguez de la Flor M, Fernández-Carreira JM, Sariego-Muñiz C. Revista Española de Cirugía Ortopédica y Traumatología 2014;58(5): 267-273.

2.- Pescador D, Calero-Paniagua I, Sánchez González MD, Montilla C. Metallosis as a cause of pain and inflammation in a patient with a knee replacement: A case description. Reumatol Clin 2016;12:112-3

3.- Evelyn May G , Drs. Andrés O'Brien S, Carlos Liendo P, Cristian Ortiz M, Claudia López D. Metalosis por titanio. Diagnóstico diferencial de masa de compartimiento iliopsoas. Caso clínico. Revista Chilena de Radiología 2002; 8 (4)

4.- Bauer T, Schils J. The pathology of total joint arthroplasty. II: Mechanisms of implant failure. Skeletal Radiol 1999; 28: 483-497.

5.- Benz E, Sherburne B, Hayek, J. et al. Lymphadenopathy associated with total joint prostheses. A report of two cases and a review of the literature. J Bone Joint Surg 1996; 78: 479-481.

6.- Urban R, Jacobs J, Tomlinson M, et al. Dissemination of wear particles to the liver, spleen, and abdominal lymph nodes of patients with hip or knee replacement. J Bone Joint Surg Am 2000; 82: 457-476.

4. Ganglión migratorio intraarticular compresivo a posterior de rodilla y lesión del nervio ciático poplíteo externo: tratamiento y revisión bibliográfica.

Dra. L. FONTAO FERNÁNDEZ, Dra. M. HERNÁNDEZ TORRALBA, Dr. JA AGUILERA LÓPEZ, D. JL FERNÁNDEZ LUNA.

Introducción y objetivos

La existencia de un ganglión migratorio dependiente de la articulación tibioperonea proximal ha sido reseñada como causa de compresión nerviosa del nervio peroneo, tanto a nivel del tronco común o bien a nivel de su rama profunda.

La prevalencia en RM por cualquier molestia en la rodilla es de 0,09 a 0,76%.

La recuperación sensitiva y motora tras la exéresis quirúrgica depende del grado y tiempo de compresión. Es buena si se descomprime antes del año. La recuperación inmediata de la conducción nerviosa refleja un bloqueo metabólico; si tarda semanas, neuroapraxia; si meses, degeneración axonal.

Se presenta un caso clínico significativo al respecto.

Material y métodos

Varón de 36 años que se encuentra en seguimiento en consultas externas de Neurología por síndrome radicular L5-S1 izquierdo, y comienza de modo insidioso con dolor continuo en región de hipoestesia ya conocida (dorso de pie izquierdo y tercio lateral distal de pierna izquierda), de características lancinantes, por momentos pulsátil, que va aumentando progresivamente de intensidad en el plazo de 1 mes y que sólo mejora levemente con analgesia.
Además, presenta imposibilidad para elevar el pie, lo que le ha propiciado varias caídas, ya que tropieza con la deambulación. Ha consultado en varias ocasiones en Urgencias por este motivo, habiendo iniciado tratamiento analgésico con amitriptilina. Se objetiva debilidad en pie izquierdo en valoración de 15/12. También comenta sensación intermitente, especialmente

nocturna, de calor intenso en la zona con déficit sensitivo, y calambres en 2º, 3º y 4º dedos de dicho pie cuando intenta elevarlos contra gravedad.
Interrogando al paciente por clínica similar en otras regiones corporales, comenta sensación de hormigueo en cara interna de 2º a 4º dedos de mano derecha, autolimitada y que le ha ocurrido en varias ocasiones, sin debilidad asociada.
Además, refiere aparición de nódulos subcutáneos no dolorosos en diferentes regiones corporales (muslo izquierdo, abdomen).

En la exploración física, no se evidencian lesiones cutáneas en extremidades inferiores, presentando en miembros superiores fuerza 5/5, y en miembros inferiores (izquierdo/derecho): psoas, cuádriceps, glúteos mayor y menor, bíceps femoral 5/5, gastrocnemio (flexión plantar) (4+/5), tibial anterior (flexión dorsal) (2/5), peroneo lateral (eversión) (4+/5), tibial posterior (inversión) (3/5), pedio (extensión de 1º dedo) (4+/5). Presenta reflejos vivos y simétricos.
Se objetiva una hipoestesia severa en cara dorso-central del pie izquierdo hasta 1º-4º dedos y el tercio lateral distal de miembro inferior izquierdo compatible con territorio sensitivo de nervio peroneo superficial y peroneo profundo. No presenta disestesias ni hiperalgesia. Sensibilidad propioceptiva normal.
Se aprecia marcha en steppage en miembro inferior izquierdo por pie caído. Hoffman negativo bilateral.

Se solicitan diversas pruebas complemetarias, de las que se citan a continuación las más destacadas:
- Analítica sanguínea completa dentro de la normalidad.
- Analítica del líquido cefalorraquídeo sin alteraciones.
- Estudio radiográfico de rodilla izquierda sin observarse alteraciones osteoarticulares significativas, no se detecta derrame articular.
- El TAC craneal informa de “no evidencia de lesiones hemorrágicas intra ni extraaxiales; quiste retrocerebeloso, aracnoideo, de 1,9x1,7 cm como hallazgo casual; no se han detectado líneas de fracturas, lesiones líticas ni blásticas; senos paranasales incluidos y celdas mastoideas sin evidencia de ocupación”.
- La RNM cerebral simple no presenta alteraciones relevantes.

- La RNM de rodilla izquierda informa de "lesión quística multiloculada de aproximadamente 2,8x3,4x2,1 cm localizada en sindesmosis tibioperonea proximal y que se extiende rodeando la cara anterolateral de la cabeza del peroné, sugerente de probable quiste sinovial/ganglion sinovial de la articulación tibio-peronea proximal (ganglión migratorio); dicha lesión condiciona compresión del nervio ciáticopoplíteo externo, también llamado nervio peroneo común, a su paso por la cara externa del peroné" (ver imágenes 15 y 16 y 17)

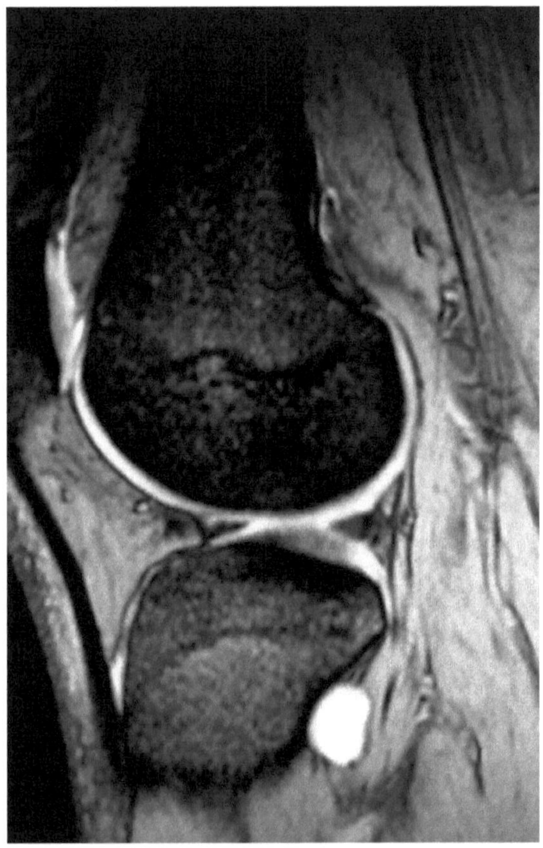

Imagen 15: visión de tumoración en corte sagital de RNM de rodilla.

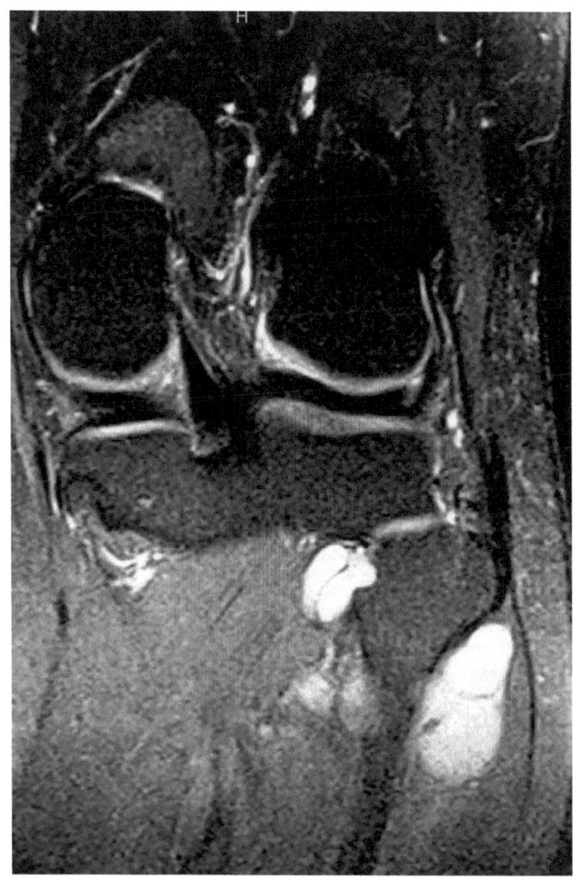

Imagen 16: visión coronal de RNM rodilla donde se objetiva captación de tumoración.

- La RNM de columna dorso-lumbar y plexo lumbosacro con Gadolinio, informa de "no evidencia de masa ni colecciones; las raíces del plexo lumbar muestran una morfología e intensidad de señal normal; no hay realces patológicos tras el contraste; extrusión discal paracentral derecha posterior en D7-D8 que condiciona obliteración de la columna anterior de LCR y comprime y deforma la médula, sin evidencia de alteraciones ni de señal que sugieran mielopatía compresiva; recesos laterales y forámenes de calibre normal".

- La Electromiografía (EMG) objetiva una mononeuropatía de nervio peroneal izquierdo, axonal y desmielinizante en grado severo; no habiendo afectación de más troncos nerviosos ni datos de radiculopatía crónica lumbosacra.

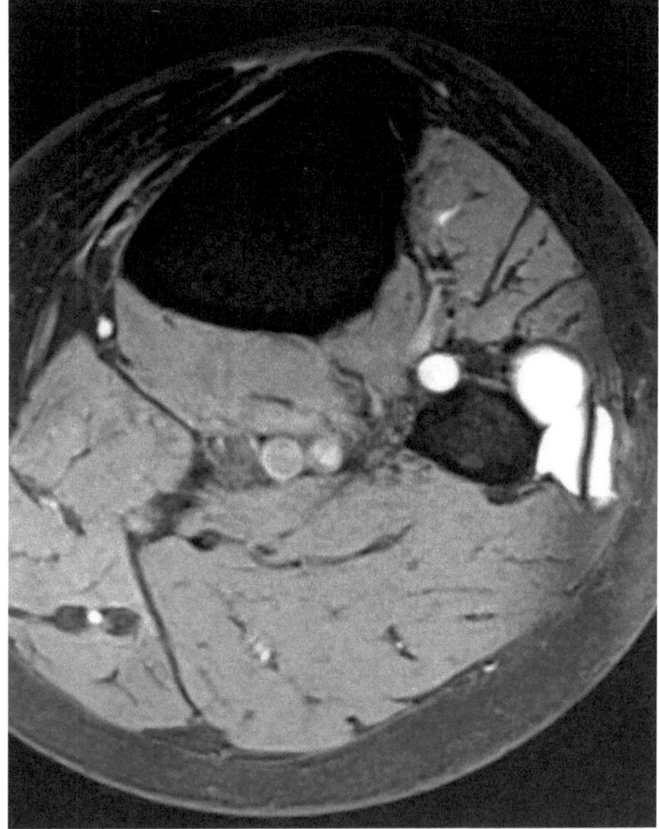

Imagen 17: visión de tumoración en corte axial de RNM rodilla.

Tras estar ingresado en Servicio de Neurología se produce una mejoría parcial del dolor neuropático con el tratamiento, pero desde el punto de vista motor continúa sin mejoría, por lo que ingresa a cargo de Traumatología para tratamiento quirúrgico de la lesión articular en la rodilla izquierda.

Se realiza tratamiento quirúrgico colocando al paciente en decúbito prono, mediante abordaje postero-externo "en Z" de rodilla izquierda, disección hasta identificación y protección del nervio ciático-poplíteo externo, observando que presenta neuroma a nivel de la región comprimida por el quiste sinovial migratorio profundo, que inicia trayecto a nivel de la articulación tibio-peronea proximal. Se procede a la exéresis de dicha tumoración, remitiéndola para estudio anatomopatológico (ver imagen 18)

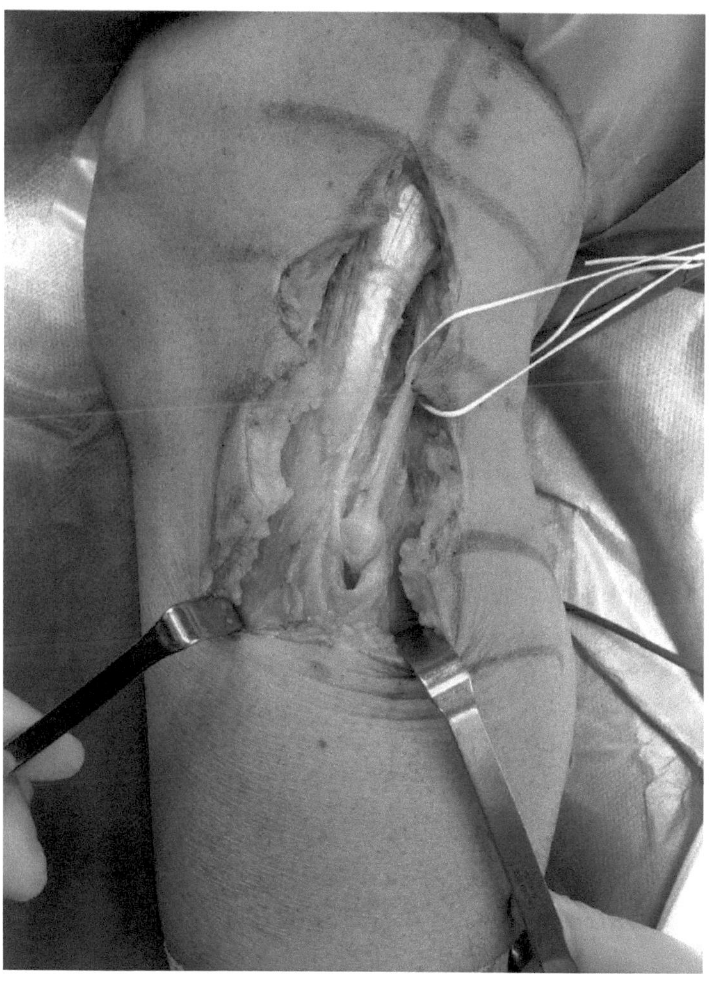

Imagen 18: abordaje posteroexterno "en Z" de rodilla, neuroma del ciático poplíteo externo.

Resultados

La evolución de la herida quirúrgica es favorable, no apareciendo complicaciones locales ni recidiva del quiste tras un año de seguimiento. Desde la intervención quirúrgica el paciente sigue revisiones periódicas por parte de los servicios de Traumatología, Neurología y Rehabilitación, refiriendo en la última revisión en consultas mejoría muy importante del dolor, aunque desde el punto de vista motor continúa en situación similar al ingreso.

Conclusión

Los quistes sinoviales pueden independizarse de la articulación que los origina y adherirse a estructuras musculares, fascias, meniscos o hueso; con menos frecuencia a presentarse endoneurales debidos a metaplasia conectiva o degeneración quística de los tejidos de soporte conectivo del nervio con tendencia a progresar y destruir las fibras nerviosas, y también se describe un origen intraóseo del ganglión.

El diagnóstico clínico de compresión nerviosa puede no ser posible si no se aprecia masa palpable, ya que puede no ser doloroso en el momento del diagnóstico, aunque algunos autores lo consideran el síntoma capital, exacerbándose con el ejercicio, lo que estaría en relación con un componente compartimental del cuadro. Tras descartar compresión de las raíces del nervio CPE a nivel lumbar (L5, S1 y S2), debemos explorar el trayecto nervioso fundamentalmente en la rodilla, siendo imprescindible la aportación de los estudios de RMN y EMG.

No es siempre posible la diferenciación entre gangliones y neurofibromas o neurinomas hasta el estudio patológico, fundamentalmente cuando se trata de lesiones endoneurales.

El tratamiento debe ser la exéresis quirúrgica precoz, que permitirá la liberación neurológica, la descompresión compartimental y el diagnóstico patológico.

A pesar de todo ello, puede ocasionar lesiones neurales irreversibles cuando la compresión que provocan es de larga evolución.

Bibliografía

1. Hersekli MA, Akpinar S, Demirors H, Ozcoc G, Ozalay M, Cesur N, Uysal M, Tandogan RN. Synovial cysts of proximal tibiofibular joint causing peroneal nerve palsy: report of three cases and review of the literature. Arch Orthop Trauma Surg. 2004; 124: 711-4.
2. Resnick D. Proximal tibiofibular joint: anatomic-pathologic-radiologic correlation. Am J Roentgenol. 1973; 131: 133-80.
3. De Sèze MP, Rezzouk J, de Sèze M, Uzel M, Lavignolle B, Durandeau A, Casoli V, Midy D. Anterior innervation of the proximal tibiofibular joint. Surg Radiol Anat. 2005; 27: 30-2.
4. Lerais JM, Baudrillard JC, Durot JF, Segal P, Tellart MO. Wallays C. Kystes synoviaux de topographic inhabituelle. Deus observations et revue de la littérature. J Radiol. 67: 201-7.
5. Smith T, Trojaborg W. Clinical and electrophysiological recovery from palsy. Acta Neurol Scand. 1986; 74: 328-35.

5. ¿Es útil la artroscopia como apoyo terapéutico en el tumor de células gigantes intraarticular de rodilla?: tratamiento de dos casos y revisión bibliográfica.

Dra. L. FONTAO FERNÁNDEZ, Dra. MJ FERREIRÓS CONDE, Dra. M. HERNÁNDEZ TORRALBA, D JL FERNÁNDEZ LUNA

Introducción

El tumor de células gigantes focal o sinovitis villonodular pigmentada focal es un tumor benigno, originado frecuentemente a partir de tejido sinovial, vainas tendinosas o bursas.

La localización de esta tumoración más frecuente es la mano en el dedo pulgar, índice o medio; le siguen los ubicados en los dedos del pie. Las muñecas, rodillas, caderas, tobillos, hombros y columna cervical son sitios de afectación menos comunes.

Generalmente no asienta en las articulaciones de carga, y muy raramente es una tumoración intraarticular, habiendo muy pocos casos documentados al respecto. En ellos la RNM es la prueba complementaria de elección para su diagnóstico, ya que permite determinar su tamaño, una mejor caracterización de las estructuras vecinas y su relación con la lesión. La RNM identifica hemosiderina, derrame articular e hiperplasia sinovial, sin destrucción significativa de la articulación.

El tumor tiene un crecimiento autónomo, las recurrencias son frecuentes cuando no se extirpa completamente y aunque en raros casos se han presentado metástasis.

La exéresis completa es esencial debido al riesgo de recidivas que presenta esta lesión.
Presentamos dos casos de tumor de células gigantes intraarticulares de rodilla diagnosticados durante estudio de gonalgia e intervenidos quirúrgicamente con apoyo artroscópico anterior seguido de exéresis abierta a través de abordaje postero-interno.

Material y métodos

CASO CLÍNICO 1:

Varón de 20 años de edad que acude al servicio de Urgencias por dolor e impotencia funcional en rodilla izquierda, tras sufrir traumatismo indirecto jugando a fútbol, tratado mediante inmovilización, pauta antiinflamatoria y reposo de extremidad.

Durante el seguimiento del paciente en consultas externas de Traumatología y debido a la persistencia del dolor referido principalmente a nivel de hueco poplíteo con el paso de los días, se solicita una RNM de rodilla para completar estudio lesional.

La RNM de rodilla izquierda informa de lesión de 2´6 cm de diámetro en cisura intercondílea entre ambos ligamentos cruzados, con sospecha de sinovitis villonodular pigmentada focal (ver imagen 19)

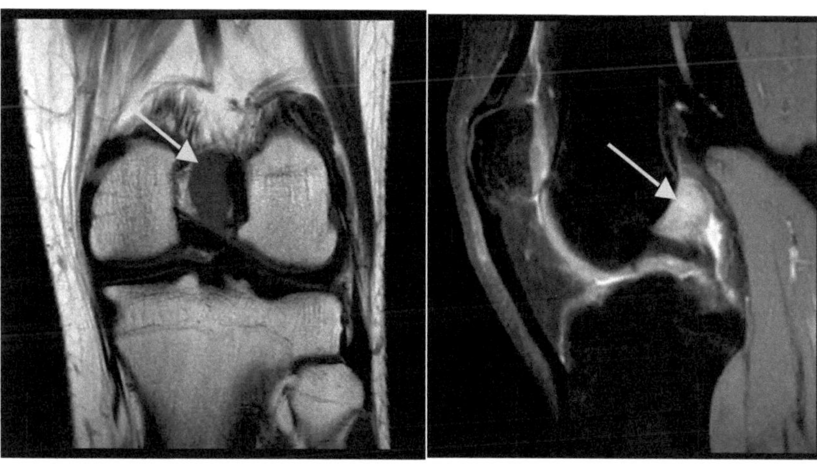

Imagen 19: lesión tumoral vista en RNM rodilla.

Se realiza tratamiento quirúrgico inicialmente mediante artroscopia diagnóstica, identificando lesión tumoral a través de portales artroscópicos habituales asociados a los portales postero-externo y postero-interno (ver imagen 20).

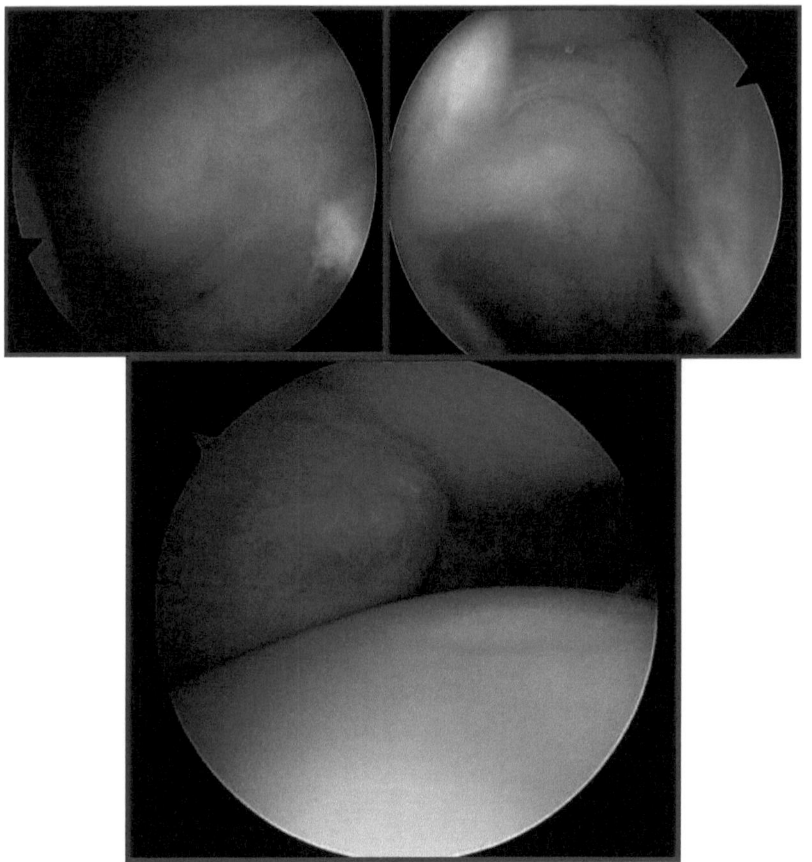

Imagen 20: visión artroscópica de tumor de células gigantes desde portales antero-lateral y antero-medial.

Posteriormente se realiza un abordaje con capsulotomía posterior de rodilla izquierda, para llevar a cabo la exéresis de la tumoración.

Se remite la pieza quirúrgica para estudio anatomopatológico, siendo informada la muestra como "tumoración de células gigantes".

CASO CLÍNICO 2:

Mujer de 31 años que presenta gonalgia derecha localizada en cara posterior de rodilla, de predominio nocturno, de aproximadamente dos meses de evolución, que alivia con crioterapia.
Presenta una exploración clínica con rango de movilidad completo.
Se solicita RMN de rodilla que informa: "masa en escotadura intercondílea compatible con sinovitis vellonodular pigmentada focal / condroma sinovial a nivel de ligamento cruzado posterior; se recomienda exéresis / estudio histológico; discreta tendinosis rotuliana; condropatía rotuliana grado II".
Se realiza tratamiento quirúrgico con exéresis de la tumoración mediante procedimiento mixto artroscópico anterior y abordaje abierto posteromedial.
Se utilizaron los portales artroscópicos habituales, antero-externo y antero-interno, desde los que se procedió a parte de la disección cuidadosa de la lesión.
Posteriormente a través de abordaje postero-medial, desde el que se obtenía un buen acceso a la lesión, se completó la exéresis de la misma, separándola por completo del ligamento cruzado posterior y del tejido sinovial circundante.
Se consigue la extirpación desde portal postero-medial y despegamiento desde abordaje posteromedial, remitiendo muestras del tumor para estudio anatomo-patológico (ver imágenes 21 y 22)
El estudio microscópico confirma el diagnóstico de "tumoración de células gigantes del ligamento cruzado posterior".

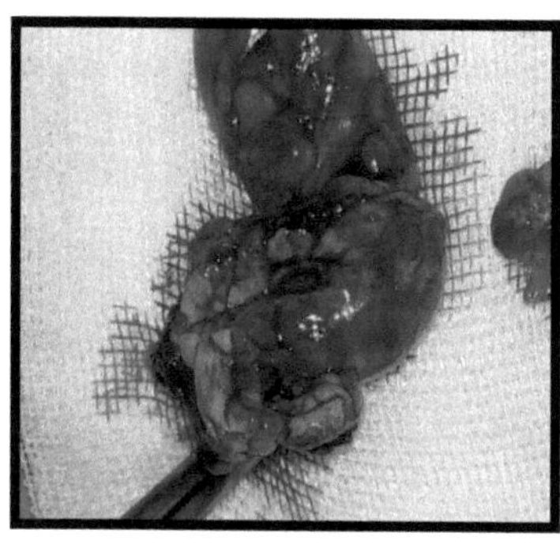

Imagen 21: pieza tumoral extirpada

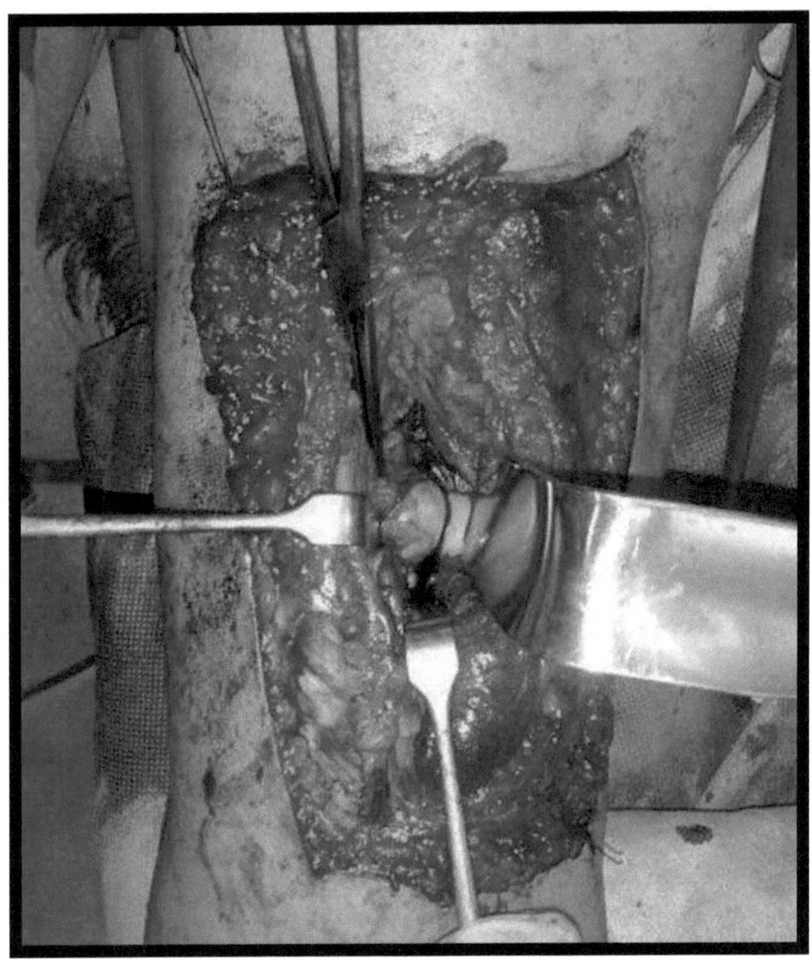

Imagen 22: abordaje posterior de rodilla, visión intraoperatoria del tumor.

Resultados

Tras un seguimiento de 5 años el caso clínico 1 presenta una evolución posquirúrgica satisfactoria, produciéndose importante mejoría de sintomatología y siendo dado de alta de consultas externas al mes y medio de la intervención debido a mejoría completa. En el momento actual el paciente continúa asintomático. Está pendiente de revisión anual para control evolutivo y vigilancia de posibles recidivas de la lesión.

Respecto al caso clínico 2, la evolución posquirúrgica es satisfactoria, con gran mejoría de sintomatología. Continúa realizando revisiones anuales, manteniendo buena evolución con un seguimiento de 3´5 años.

Ninguno de los dos casos a estudio ha presentado recurrencias ni complicaciones.

Comentarios y conclusiones

El tumor de células gigantes también llamado sinovitis villonodular localizada o histiocitoma fibroso de la membrana sinovial o xantoma, es un proceso localizado, monoarticular y proliferativo de las vainas sinoviales que se relaciona histológicamente con la sinovitis villonodular pigmentada.

Su etiología es incierta, aunque se considera un trastorno de origen neoplásico. El tratamiento consiste en resección completa de la lesión, debido al riesgo de recidivas que presenta la misma.

El estudio histopatológico es indispensable para el diagnóstico certero y para descartar malignidad.

Consideramos que la artroscopia es una técnica que puede servir de gran utilidad como apoyo intraoperatorio a la cirugía abierta para la exploración y exéresis de este tipo de tumoraciones a nivel articular.

Bibliografía

1.- Greenspan A, Remagen W. Tumores de huesos y articulaciones. Madrid: Marbán libros SL; 2002.

2.- Aksoy B, Ertürer E, Toker S, Seçkin F, Şener B. Tenosynovial giant cell tumour of the posterior cruciate ligament and its arthroscopic treatment. Singapore Med J 2009; 50(6)

3.- Kuhnen C, Müller KM, Rabstein S, Kasprzynski A, Herter P. [Tenosynovial giant cell tumor]. Pathologe 2005; 26:96-110.

4.- Otsuka Y, Mizuta H, Nakamura E, et al. Tenosynovial giant-cell tumor arising from the anterior cruciate ligament of the knee. Arthroscopy 1996; 12:496-9

5.- Sheppard DG, Kim EE, Yasko AW, Ayala A. Giant-cell tumor of the tendon sheath arising from the posterior cruciate ligament of the knee: a case report and review of the literature. Clin Imaging 1998; 22:428-30.

6.- Camilieri G, Di Sanzo V, Ferretti M, Calderaro C, Calvisi V. Intra-articular tenosynovial giant cell tumor arising from the posterior cruciate ligament. Orthopedics 2012 Jul 1;35(7)

6. Utilidad en el dolor del retropié de la artroscopia: dos casos de interés.

Dra. L. FONTAO FERNÁNDEZ, Dra. M. HERNÁNDEZ TORRALBA, D. JL FERNÁNDEZ LUNA, Dra. MJ FERREIRÓS CONDE.

Introducción y Objetivos

El dolor del retropié constituye después de las metatarsalgias la causa más frecuente de dolor en los pies.

La artroscopia de tobillo y retropié es un procedimiento seguro. Es importante realizar una cuidadosa planificación preoperatoria, utilizar una técnica meticulosa y realizar un cuidado postoperatorio apropiado para disminuir la tasa de complicaciones.

Se presentan dos casos significativos al respecto, tratados mediante cirugía artroscópica.

Material y Métodos

CASO CLÍNICO 1:

Varón de 28 años con antecedente de fractura suprasindesmal de peroné izquierdo y rotura del ligamento deltoideo, intervenido mediante placa de tercio de tubo de peroné y tornillo transindesmal (retirado a la 6ª semana postoperatoria).

Tras recibir tratamiento rehabilitador, al tercer mes postoperatorio presenta molestias en maleolo interno y mediotarso. Tras 4 meses presenta dolor y chasquido con la flexión plantar flexión del primer dedo del pie; se realiza ecografía de tobillo y exploración bajo anestesia para comprobar la existencia de un hallux saltans y conocer su etiología.

Tras una infiltración diagnóstica se objetiva dedo en resorte. Con ecografía se explora el tobillo izquierdo observando engrosamiento sinovial; engrosamiento cicatricial de: ligamentos sindesmal anterior y posterior y peroneo-astragalino anterior, deltoideo con inflamacion y calcificaciones; tenosinovitis del flexor largo del hallux y fractura no consolidada en margen posteromedial de la tibia. Se realiza artroscopia de tobillo para liberar el tendón flexor del primer dedo según técnica de Van Dyck (ver imagen 23)

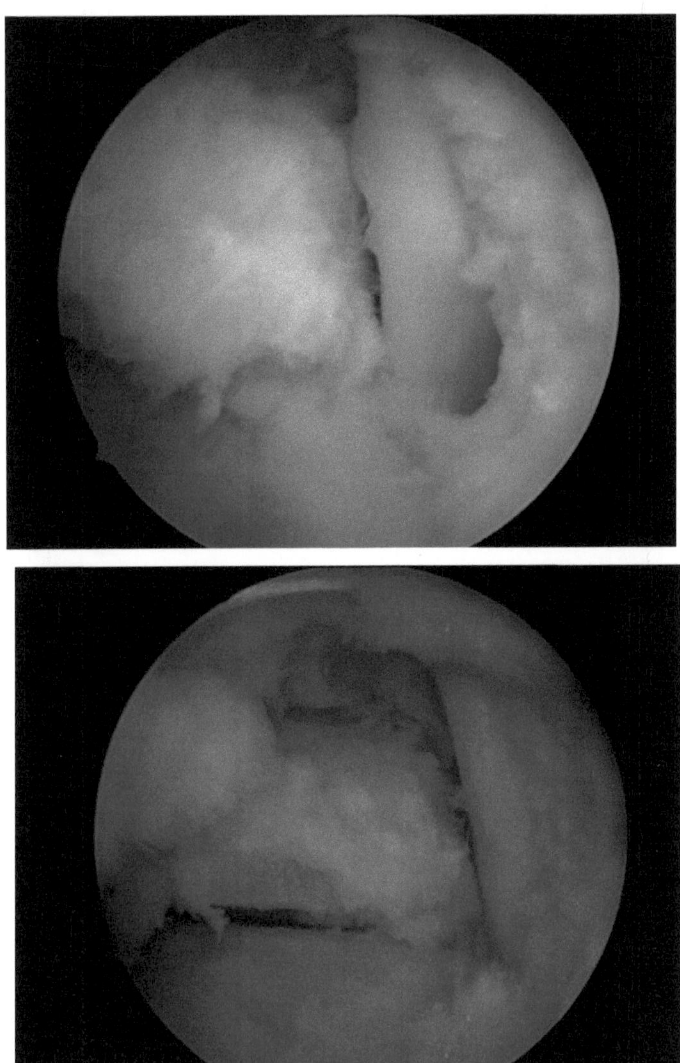

Imagen 23: Visión artroscópica de tobillo desde portal postero-externo, donde se objetiva el engrosamiento cicatricial que produce bloqueo del tendón flexor del primer dedo (imagen superior) y una vez liberado (imagen inferior).

CASO CLÍNICO 2:

Varón de 28 años, sin antecedente traumático previo, con clínica de dolor y bloqueos a nivel de la articulación tibiotalar al realizar la dorsiflexión del tobillo izquierdo.

En la exploración física, se detecta punto álgico a la palpación a nivel de cara anterior de tobillo, sin signos indicativos de inestabilidad u otra patología.

En las radiografías simples y en resonancia nuclear magnética de tobillo se aprecian como únicos hallazgos un osículo supratalar y la presencia de "*os trigonum*"

Se realiza artroscopia de tobillo, visualizando osículo supratalar con un pedículo largo de tejido conjuntivo que permite la entrada del mismo en la articulación, y se procede a exéresis del mismo (ver imágenes 24 y 25)

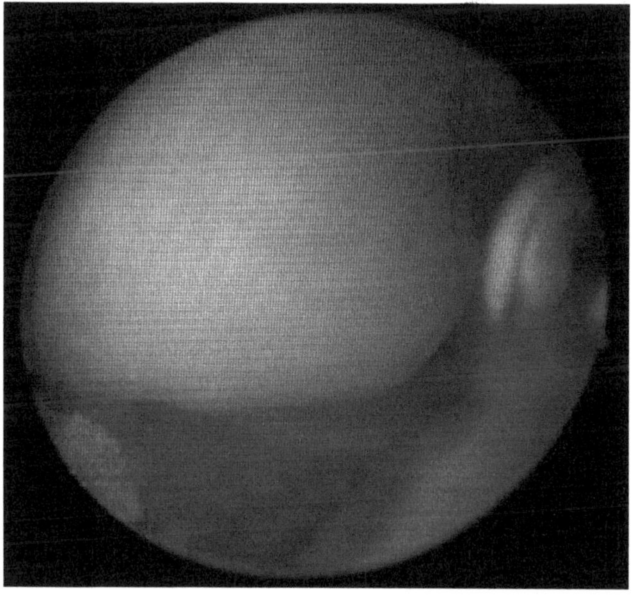

Imagen 24: visión artroscópica del os trigonum en el tobillo desde portal postero-externo.

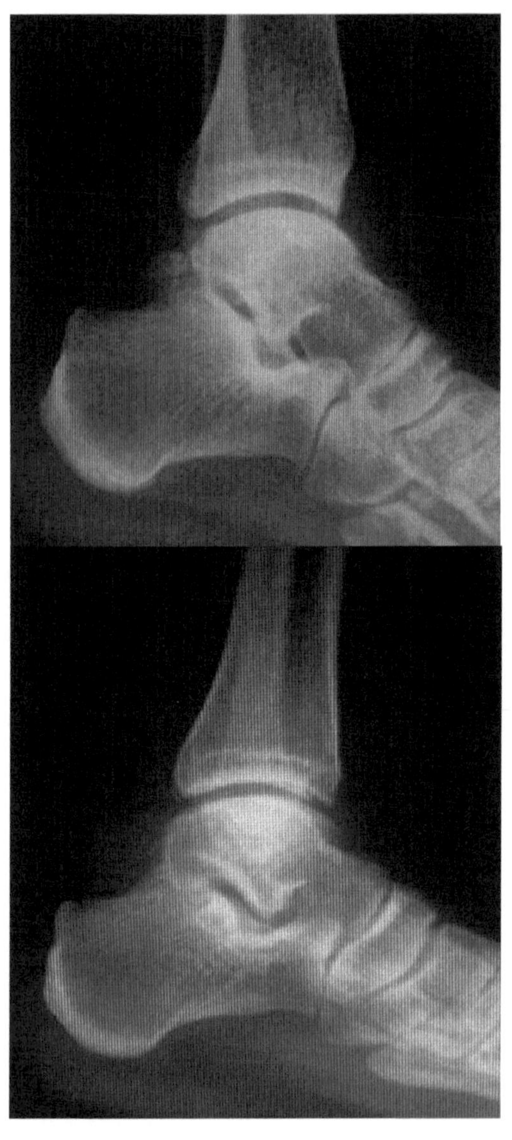

Imagen 25: radiografías preoperatoria (imagen superior) y postoperatoria (imagen inferior)

Resultados

El caso clínico 1 realiza la dorsiflexión del primer dedo sin dolor y sin engatillamiento tras 6´5 años de seguimiento.
El caso clínico 2 permanece asintomático tras 8 años de seguimiento.

Conclusión

Consideramos al igual que otros autores que la artroscopia es una técnica de gran utilidad para la resolución de diversas patologías causantes de dolor y bloqueos a nivel del retropié, como pueden ser el hallux saltans o los osículos supratalares, debido a la baja morbilidad y buenos resultados obtenidos.

Bibliografía

1.- Purushothaman R. Hallux saltans due to flexor hallucis longus entrapment at a previously unreported site in an unskilled manual laborer: a case report. J Foot Ankle Surg. 2012 May-Jun;51(3):334-6.

2.- Andersen LI. Bilateral hallux saltans. Report of a case. Acta Orthop Scand. 1979 Oct; 50(5):599-600.

3.- Brand JC Jr, Smith RW. Rupture of the flexor hallucis longus after hallux valgus surgery:case report and comments on technique for adductor release. Foot Ankle. 1991 Jun;11(6):407-10.

4.- Kirane YM, Michelson JD. Contribution of the flexor hallucis longus to loading of the first metatarsal and first metatarsophalangeal joint. Foot Ankle Int. 2008 Apr; 29(4):367-77.

5.- Tosun B, Akansel G. Traumatic dislocation of the first metatarsophalangeal joint with entrapment of the flexor hallucis longus tendon. J Foot Ankle Surg. 2008 Jul-Aug; 47(4): 357-61

7. Fibromatosis desmoide profunda en pie, ¿tiene un comportamiento agresivo?.

Dra. L. FONTAO FERNÁNDEZ, D. JL FERNÁNDEZ LUNA, Dra. M. HERNÁNDEZ TORRALBA, Dra. A. TORRES PÉREZ

Introducción y objetivos

El tumor desmoide, la fibromatosis desmolde o fibroma desmoplástico es una neoplasia fibrosa benigna originada de las estructuras músculo-aponeuróticas del cuerpo, generalmente bien diferenciado e infiltrativo, que se comporta como localmente agresivo no metastizante, suponiendo un 0,03% de todos los tumores.
La localización más frecuente es la pared abdominal en un 49% de casos, siendo el pie una localización poco habitual.

El curso y la tendencia del tumor es a menudo a la recurrencia, haciendo que su erradicación final sea muy difícil de conseguir.

Se presenta un caso significativo al respecto y revisión bibliográfica sobre esta patología.

Material y métodos

Mujer de 40 años, dolor en región plantar de pie izquierdo de 2 años de evolución. En exploración presenta tumefacción y tumoración plantar de pie izquierdo fibrosa, adherida a plano profundo.

La analítica y Rx tórax no objetivan hallazgos patológicos. En Rx de pie izquierdo presenta aumento de volumen y densidad de partes blandas del antepié, sin afectación ósea. En RMN de pie izquierdo se objetiva en T1 señal hiperintensa sin comprometer estructuras óseas (ver imagen 26)

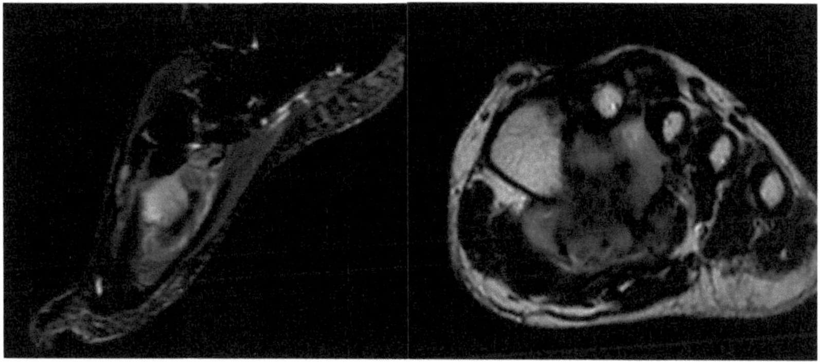

Imagen 26: RMN de pie izquierdo en cortes sagital (izquierda) y axial (derecha) donde se objetiva la tumoración que presenta hiperintensidad de señal en T1

La biopsia lesional diagnosticó tumor desmoide extra-abdominal, por lo que se trató mediante resección quirúrgica en bloque del mismo con márgenes amplios (ver imágenes 27 y 28).

En estudio histopatológico se detectan fibras colágenas separadas por fibroblastos fusiformes, hipocelularidad, casi sin actividad mitótica, siendo similar a tejido cicatricial.

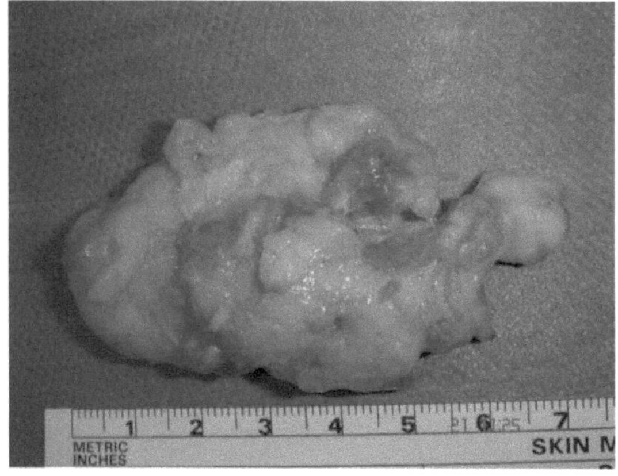

Imagen 27: Pieza quirúrgica.

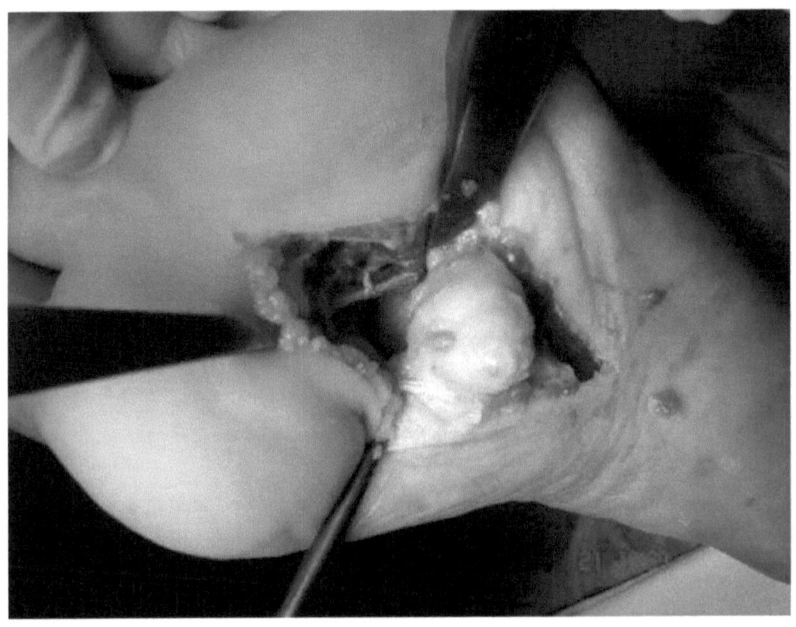

Imagen 28: Visualización intraoperatoria de exéresis de tumoración plantar.

En el postoperatorio inmediato no presenta complicaciones, pero 17 meses después consulta por recidiva de tumoración en la zona. Se realiza en quirófano nueva exéresis, objetivando afectación de 2º metatarsiano por esta lesión (ver imagen 29).

Se añadió tratamiento radioterápico adyuvante, y se hizo un seguimiento periódico en consulta.

Resultados

En el momento actual y tras 1´5 años de la última intervención no se aprecia recidiva lesional y no presenta dolor plantar, pero sigue en observación para detectar posibles lesiones futuras.

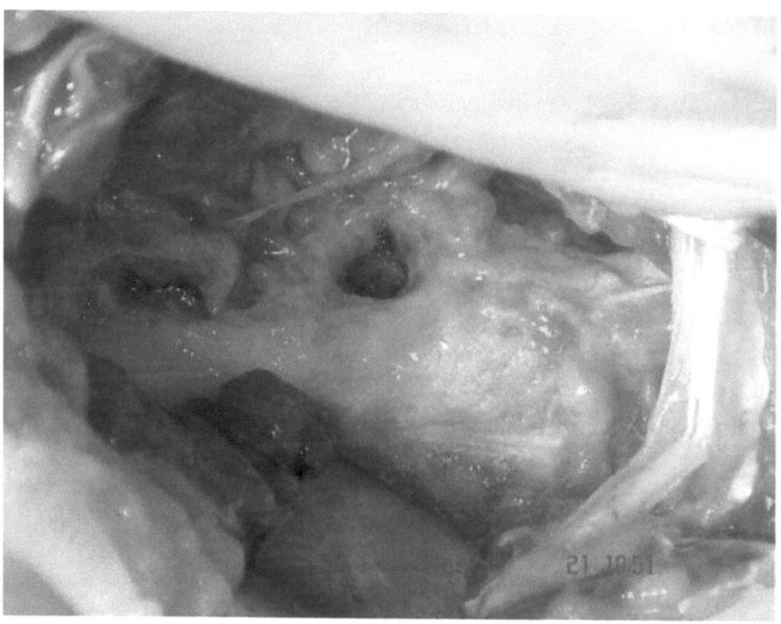

Imagen 29: afectación ósea a nivel del 2º metatarsiano tras la exéresis de la recidiva tumoral.

Conclusiones

La fibromatosis desmoide profunda, a pesar de ser una tumoración benigna, puede poner en riesgo una extremidad, por lo que la exéresis en bloque con márgenes amplios es la opción quirúrgica más recomendada debido a su agresividad local, aplicando radioterapia adyuvante en caso de recidiva. Consideramos que a la edad de esta paciente se debe seguir profundizando en el estudio de alternativas terapéuticas para preservar al máximo su calidad de vida.

Bibliografía

1.- Kim OH, Kim SJ, Kim JY, Ryu JH, Choo HJ. Desmoplastic fibroma of bone in a toe: radiographic and MRI findings. Korean J Radiol 2013 Nov-Dec; 14 (6):963-7.

2.- Koba T, Susa M, Nakayama R, Watanabe I. Desmoplastic fibroma arising in the distal phalanx of the great toe: a case report. J Foot Ankle Surg 2014 Jan-Feb; 53(1):71-4.

3.- Saleem O, Sayres S, O´Malley M. Extra-abdominal periosteal desmoid tumor of the third toe. Orthopedics 2013 Sep; 36(9): e1209- 12.

4.- Kohli K, Kawatra V, Khurana N, Jain S. Multicentric synchronous recurrent aggressive fibromatosis. J Cytol 2012 Jan;29(1):57-9.

5.- Macgill AA, Milione VR, Sullivan LG. Extra-abdominal desmoid fibromatosis in the foot: a case study. J Am Podiatr Med Assoc 2011 Jan-Feb; 101(1):70-4.

Capítulo 8. Degeneración avanzada de articulación escafocuneana: utilidad de la artrodesis artroscópica.............. 48

Dra. L. FONTAO FERNÁNDEZ, Dra MJ FERREIRÓS CONDE, D. JL FERNÁNDEZ LUNA.

Introducción

La artroscopia es una técnica mínimamente invasiva con la que se puede conseguir fusión articular, utilizada en pocas ocasiones a nivel de la articulación mediotarsiana.

Se revisa un caso de artrodesis artroscópica escafocuneana para tratar artropatía severa a dicho nivel.

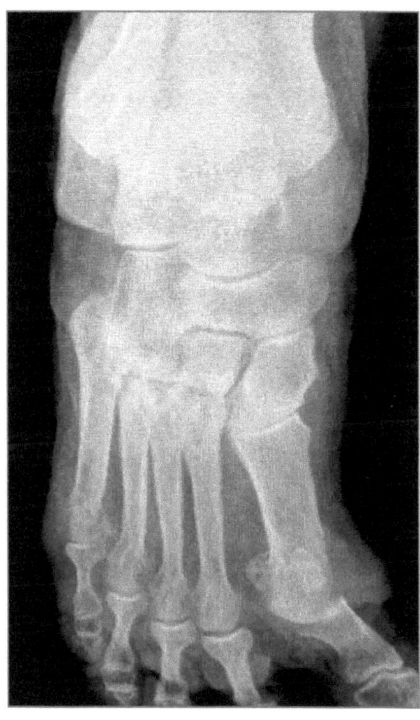

Imagen 30: visión radiográfica preoperatoria donde se objetiva artrosis escafocuneana.

Material y métodos

Mujer de 68 años de edad con dolor a nivel mediotarsiano y con mala respuesta al tratamiento farmacológico, rehabilitador y de plantillas durante un año.

En la exploración clínica se aprecia dolor a la palpación y en los movimientos de inversión y eversión del antepié.

En la exploración radiográfica se objetiva osteofito entre escafoides y primera cuña, y en estudios de TAC y RNM se confirma diagnóstico de artrosis escafocuneana sin afectar a retropié (*ver imagen 30*).

Es intervenida quirúrgicamente realizándose artrodesis artroscópica a nivel escafocuneano y fijación con dos tornillos canulados y una aguja roscada (ver *imágenes 31 y 32*).

Se mantiene inmovilización con botín de escayola durante dos meses y medio.

Tras la retirada de la inmovilización con yeso, se realiza tratamiento de apoyo de extremidad operada con plantillas de descarga (ver *imagen 33*).

Se realizan controles clínicos y radiológicos periódicos, con un seguimiento de 9 años.

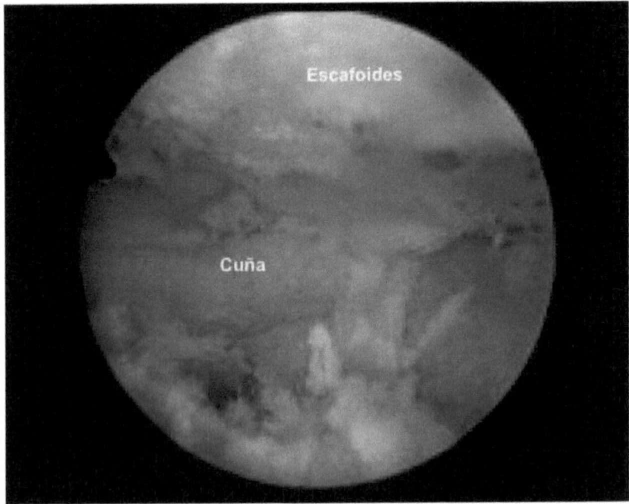

Imagen 31: visión artroscópica de artrosis escafocuneana severa.

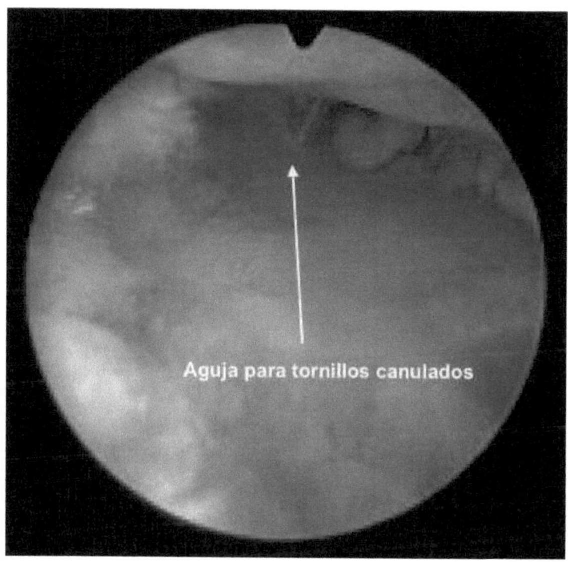

Imagen 32: visión artroscópica intraoperatoria durante la artrodesis escafocuneana

Resultados

Se consigue una consolidación radiográfica y ausencia de dolor con la deambulación.

Conclusiones

Consideramos la artroscopia un método a tener en cuenta para el tratamiento de la artrosis escafocuneana, ya que dada la esfericidad del escafoides esta técnica puede facilitar su cruentización en vista a lograr una fusión completa con las cuñas.

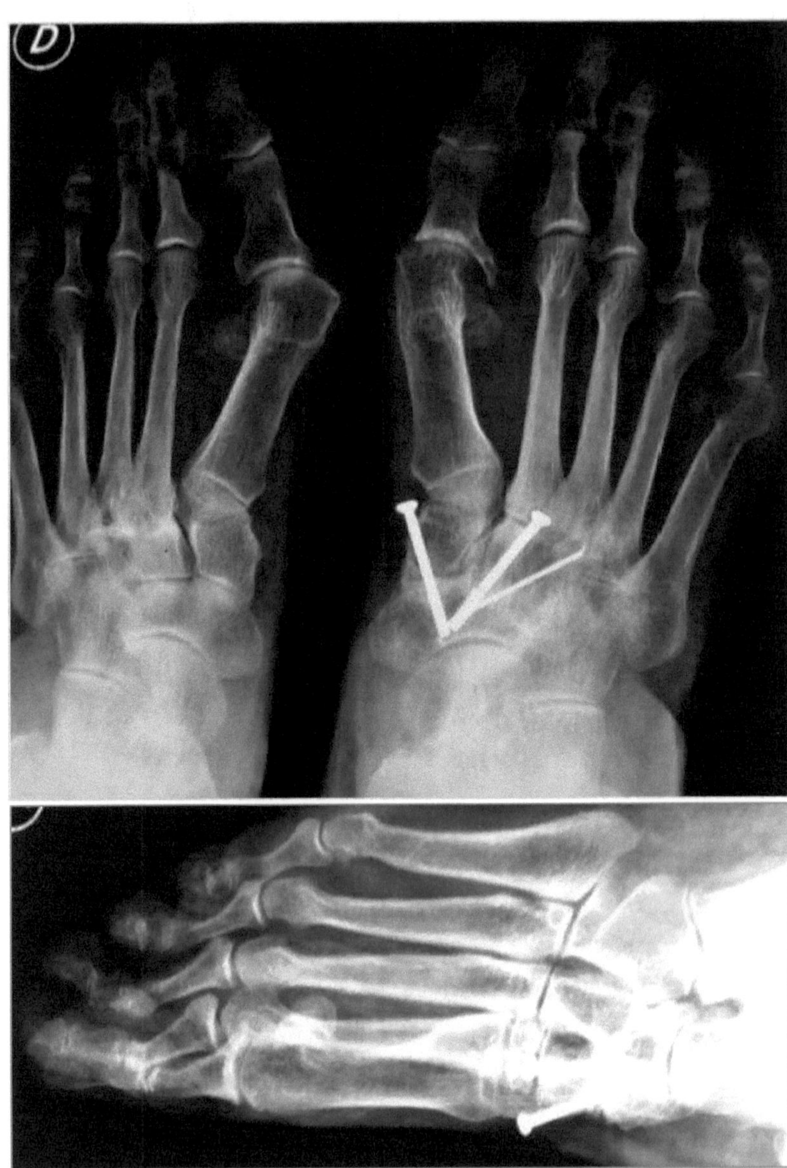

Imagen 32: radiografías anteroposterior (arriba) y lateral (abajo) al final del seguimiento, donde se visualiza la consolidación completa de la artrodesis.

Bibliografía

1.- Roster B, Kreulen C, Giza E. Subtalar joint arthrodesis: open and arthroscopic indications and surgical techniques. Foot Ankle Clin. 2015 Jun;20(2):319-34.

2.- Rubin LG. Subtalar joint arthroscopy. Clin Podiatr Med Surg. 2011 Jun;28(3):539-50.

3.- Muraro GM, Carvajal PF. Arthroscopic arthodesis of subtalar joint. Foot Ankle Clin. 2011 Mar;16(1):83-90.

4.- Ahn JH, Lee SK, Kim KJ, Kim YI, Choy WS. Subtalar arthroscopic procedures for the treatment of subtalar pathologic conditions: 115 consecutive cases. Orthopedics. 2009 Dec;32(12):891.

5.- Carro LP, Golanó P, Vega J. Arthroscopic subtalar arthrodesis: the posterior approach in the prone position. Arthroscopy. 2007 Apr;23(4):445.

6.- Glanzmann MC, Sanhueza-Hernandez R. Arthroscopic subtalar arthrodesis for symptomatic osteoarthritis of the hindfoot: a prospective study of 41 cases. Foot Ankle Int. 2007 Jan;28(1):2-7.

7.- Roussignol X. Arthroscopic tibiotalar and subtalar joint arthrodesis. Orthop Traumatol Surg Res. 2016 Feb;102(1 Suppl):S195-203.

8.- Lui TH. Arthroscopic revision arthrodesis for non-union of the naviculocuneiform joint: a case report. J Orthop Surg (Hong Kong). 2015 Aug;23(2):267-9.

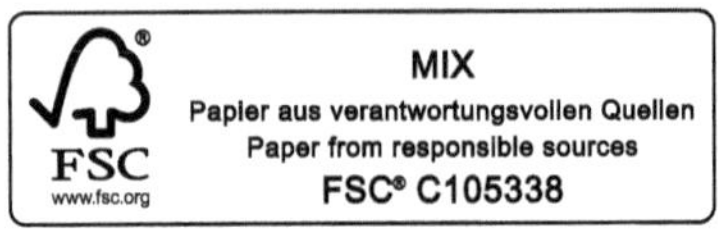

Printed by Books on Demand GmbH, Norderstedt / Germany